CONTRIBUTION A L'ÉTUDE

DE

LA PARALYSIE

AMYOTROPHIQUE AIGUË

DE L'ADULTE

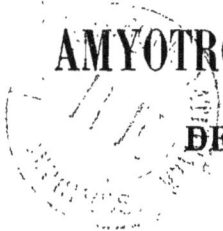

PAR

Salomon MARGOLIS

Docteur en médecine

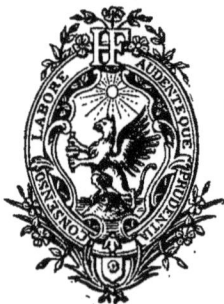

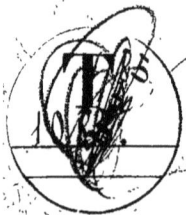

MONTPELLIER
IMPRIMERIE CENTRALE DU MIDI
(HAMELIN FRÈRES)
—
1896

CONTRIBUTION A L'ÉTUDE

DE

LA PARALYSIE

AMYOTROPHIQUE AIGUË

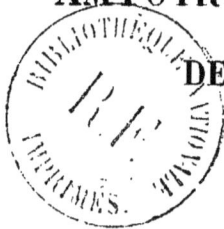

DE L'ADULTE

PAR

Salomon MARGOLIS

Docteur en médecine

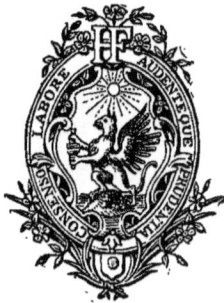

MONTPELLIER

IMPRIMERIE CENTRALE DU MIDI

(HAMELIN FRÈRES)

—

1896

PRÉFACE

La paralysie spinale aiguë, si fréquente chez l'enfant, se rencontre fort rarement chez l'adulte. Les nombreuses revues, françaises ou étrangères, que nous avons pu consulter, n'en relatent qu'un nombre de cas très restreint.

Il était donc tout indiqué de prendre pour sujet d'étude, ainsi que nous l'a conseillé M. le professeur Carrieu, une malade de son service appartenant à cette rare catégorie de faits.

Nous exprimons à M. le professeur Carrieu, qui nous a fait l'honneur d'accepter la présidence de notre thèse, la plus vive reconnaissance pour l'attention bienveillante qu'il nous a montrée, pour les conseils autorisés qu'il nous a prodigués, et qui nous ont puissamment aidé dans l'accomplissement de notre tâche.

Si peu prétentieux que puisse paraître le titre de notre travail, nous nous demandons avec anxiété si nous ne l'avons pas usurpé. La maladie dont nous nous occupons soulève, en effet, des problèmes si complexes, d'un si haut intérêt théorique, que nous nous estimerions très satisfait, s'il nous était donné d'en faire avancer l'étude.

Avons-nous réellement fait une « contribution », si minime soit-elle, « à l'étude de la paralysie amyotrophique aiguë de l'adulte ? »

Il ne nous appartient pas de répondre à cette question. Nous pouvons seulement indiquer les efforts que nous avons faits pour atteindre ce but.

Nous avons, nous inspirant des indications de notre Maître

M. le professeur Carrieu, relevé les particularités intéressantes présentées par notre malade.

Nous avons, en second lieu, tâché de donner un résumé fidèle du débat qui divise les neuropathologistes sur la question des rapports entre les poliomyélites et les polynévrites. Nous croyons avoir complété l'exposé donné par M. Raymond dans son *Traité des amyotrophies,* de l'état de cette controverse.

Nous avons rassemblé tous les documents anatomiques qui plaident en faveur de l'origine médullaire d'un certain nombre de paralysies amyotrophiques aiguës.

Nous avons, enfin, donné quelques considérations étiologiques qui tendent à démontrer la pathogénie similaire des polynévrites et poliomyélites.

On nous reprochera, peut-être, d'avoir négligé beaucoup de points importants, relatifs à la paralysie atrophique aiguë. Nous l'avons fait de propos délibéré. Ainsi nous avons laissé entièrement de côté la question si intéressante des rapports qui existent entre la paralysie infantile et la paralysie de l'adulte, parce que nous ne saurions ajouter rien de nouveau à la thèse si complète de M. Pauly, « Sur le réveil des affections anciennes des centres nerveux. »

Nous avons dérogé à la coutume en omettant à dessein l'index bibliographique. La bibliographie de la question est complète dans le Traité de MM. Grasset et Rauzier; les publications parues depuis ont été notées dans le courant de cette étude.

En terminant, nous sommes heureux de saisir cette occasion pour nous acquitter d'une dette de reconnaissance, déjà ancienne, envers M. le professeur agrégé Rauzier, qui nous a témoigné à mainte et mainte reprise sa bienveillance et qui ne nous a ménagé ni son temps, ni ses efforts pour nous rendre de précieux services.

Voici l'observation que nous avons recueillie dans le service de M. le professeur Carrieu et qui est le point de départ de notre étude :

La nommée Louise R...., âgée de vingt-huit ans, est entrée le 14 janvier 1896 à l'Hôpital St-Éloi Suburbain, salle Bichat, lit n° 25.

Antécédents héréditaires. — Père mort à la suite d'un accident. Mère ayant eu des attaques de rhumatisme, morte hydropique (asystolie cardiaque ?) Sœur morte à l'âge de vingt-huit ans, après une maladie qui a duré deux mois (impossible d'obtenir des renseignements précis sur la nature de cette maladie). A encore vivants un frère qui a souffert durant quinze jours d'une névralgie sciatique, et une sœur qui se porte bien. Elle a trois enfants en parfaite santé.

Antécédents personnels. — Rougeole dans l'enfance. Pas d'autres maladies : ni convulsions, ni coqueluche. Réglée à quatorze ans, ses flux menstruels ont été toujours réguliers. D'une constitution forte, bien musclée, elle se portait toujours bien.

Elle habitait toujours la campagne ; jusqu'à l'époque de son mariage, elle travaillait dans une filature. Depuis, elle s'occupait de son ménage. Mariée à vingt-deux ans, elle a eu trois enfants : le premier est né onze mois après son mariage, le second deux ans et demi après le premier, le troisième le 17 mai 1895. Ses deux premiers accouchements se passèrent normalement. Le troisième, qui eut lieu cinq mois avant le début de sa maladie, fut laborieux et l'obligea à garder le lit pendant vingt jours. Elle nourrissait ses enfants elle-même. Après avoir allaité son enfant pendant cinq mois, elle prit un nourrisson qu'elle garda quinze mois.

Elle est nerveuse : entre facilement en colère et éprouve à ce moment la sensation d'un corps étranger qui lui monte à la gorge, l'étouffe et l'oblige à se taire. Toutefois elle n'accuse aucune crise de nerfs.

Histoire de la maladie. — Vers le milieu de septembre 1895, Louise R...., se rendant dans un village voisin, situé à deux heures de distance, eut à parcourir à pied, avec son enfant sur les bras et chargée d'objets pesants, un chemin accidenté et pénible. Cette course la fatigua beaucoup et provoqua d'abondantes sueurs. Elle dut la refaire le jour même pour rentrer chez elle. Le lendemain elle est mal à l'aise, se sent courbaturée, frissonne et se voit forcée de s'aliter Elle garde le lit trois ou quatre jours. Puis, se sentant mieux, se lève et fait un voyage, à pied, au Vigan, toujours chargée et son enfant sur les bras. Elle rentre chez elle le soir par un temps frais. Le lendemain, de nouveau mal en train, elle sue et frissonne, mais continue néanmoins à vaquer à ses affaires de ménage. Quelques jours après, un matin, voulant peigner son enfant, elle s'aperçoit tout à coup que ses mains ne lui obéissent plus ; ses membres supérieurs sont devenus lourds. Le jour suivant, ils étaient paralysés. Le bras droit était appliqué contre le tronc, l'avant-bras fléchi sur le bras, le poignet pendant, les doigts en flexion ; la motilité était complètement abolie. Le membre supérieur gauche était moins atteint : le poignet et les doigts libres, les autres mouvements supprimés.

En même temps, raideur du cou, impossibilité d'imprimer le moindre mouvement à la tête ; trouble de la vue à droite.

Deux ou trois jours après, la malade éprouve, nous dit-elle, un « froid glacial » dans ses membres inférieurs et s'aperçoit qu'elle ne peut plus les remuer. Ils étaient complètement paralysés. A peine pouvait-elle imprimer quelques légers mouvements aux orteils du pied gauche.

Inappétence, constipation, impossibilité d'uriner spontané-
ment, nécessité d'avoir recours à la sonde.

On lui applique des pointes de feu, des vésicatoires le long
de la colonne vertébrale. Le cou se dégage peu à peu. Au
bout de cinq jours, la constipation cesse brusquement par
une évacuation involontaire. Quinze jours après les premiers
accidents, les mouvements de la tête deviennent possibles,
le trouble de la vue disparaît. Enfin le jeu des sphincters de-
vient normal. L'appétit se rétablit. Cependant la malade
maigrit, ses membres, les supérieurs surtout, diminuent ra-
pidement de volume. Cet état reste stationnaire jusqu'à
l'entrée à l'hôpital.

ÉTAT ACTUEL.— 17 janvier.— Notre malade est une femme
bien constituée, de physionomie calme. Ne présente de traces
ni de scrofule, ni de syphilis. Allongée dans son lit dans un
décubitus dorsal tout à fait passif, elle ne peut ni se retourner
ni s'asseoir. La tête se meut librement, la face est symé-
trique, la langue n'est pas déviée, la parole est nette. Les
pupilles ont leurs dimensions normales, réagissent bien à la
lumière et à l'accommodation.

MEMBRES SUPÉRIEURS.— A droite.— Atrophie très marquée des muscles du bras, de l'avant-bras et des éminences
thénar et hypothénar. En outre, méplat notable dans le premier et le second espaces interosseux.

Le bras est appliqué contre le tronc, l'avant-bras fléchi
sur le bras, le poignet est pendant. La main présente l'aspect suivant: le pouce est dans une position normale, l'index
est légèrement fléchi sur le métacarpe, les trois derniers
doigts sont en flexion complète : la première phalange fléchie
sur le métacarpe, la seconde sur la première, mais la troisième
est en extension.

Quant à la motilité, elle est complètement abolie dans le

bras, l'avant-bras et le poignet. A la main, les deux premiers doigts conservent quelques mouvements limités : le pouce peut fléchir incomplètement ses phalanges, fait l'opposition seulement avec l'index, mais l'adduction et l'abduction lui sont tout à fait impossibles. L'index fait des mouvements incomplets de flexion et presque complets d'extension.

A gauche. — Atrophie des muscles à peu près égale à celle du membre supérieur droit. Le poignet et les doigts sont dans la position normale. En ce qui concerne la motilité, on constate qu'elle est beaucoup moins atteinte qu'à droite. Les mouvements du bras sur l'épaule sont très limités : la malade ne peut porter la main à la bouche. Les mouvements de l'avant-bras : flexion, extension, pronation et supination, sont impossibles. Tous les autres mouvements subsistent.

Membres inférieurs. — Flaccidité des muscles ; la peau se laisse soulever en larges plis, surtout à droite. La cuisse et la jambe sont en extension, le pied en varus-équin. La motilité est abolie, seuls les orteils du pied droit peuvent exécuter quelques mouvements imperceptibles.

Tous les réflexes sont abolis. La *sensibilité* est intacte. Mais les muscles sont douloureux à la pression dans le voisinage des articulations. Quand on essaie de redresser la malade sur son séant, on détermine de vives douleurs au niveau du sacrum et des lombes. Les sphincters vésical et anal fonctionnent normalement. Les ongles croissent plus vite que d'habitude, ils ont perdu leur éclat et présentent des striations transversales. L'appétit est satisfaisant, le sommeil est bon. L'intelligence est intacte. Pas de stigmates d'hystérie.

20 janvier. — La malade se plaint de quelques douleurs au niveau des épaules, s'irradiant dans les bras. A l'examen direct, on constate une amélioration au membre supérieur

gauche. La malade commence à fléchir l'avant-bras sur le bras; les mouvements d'adduction et de flexion du bras sur l'épaule sont plus considérables.

25. — A gauche, retour complet des mouvements de pronation, supination et flexion de l'avant-bras. La malade porte facilement la main à la bouche, mais l'élévation du bras est encore très limitée. On soumet la malade à l'examen électrique, qui donne les résultats suivants :

Courants faradiques

MEMBRES SUPÉRIEURS. — *A droite.* — Tous les nerfs sont excitables, sauf le *radial.* La contractilité des muscles est fortement diminuée.

A gauche. — Excitabilité normale des nerfs. Parmi les muscles, la contractilité des extenseurs seuls est diminuée.

MEMBRES INFÉRIEURS. — *A droite.* — Cuisse : Le nerf obturateur est légèrement excitable, tous les autres nerfs ont perdu leur excitabilité. La contractilité des muscles est très diminuée. Jambe : La contractilité des muscles et des nerfs est abolie.

A gauche. — Cuisse : Le nerf obturateur est plus excitable qu'à droite. Tous les autres nerfs, de même que les muscles, ne sont point excitables. Jambe : Nerf tibial postérieur, excitabilité légère. Quant aux muscles, les fléchisseurs seuls sont légèrement contractiles.

Courants galvaniques

MEMBRES SUPÉRIEURS

	droit milliam.	gauche milliam.	
Fléchisseurs........	KFS = 5,5	KFS = 5	pas de
—	AFS = 6,5	AFS = AOS = 7	lenteur
Extenseurs.........	KFS = 6	KFS = 7	
—	AFS = 6	AFS = 7	lenteur

	droit milliam.		gauche milliam.
Extenseur propre de l'index .... {	KOS = 6		
	AOS = 6		
Deltoïde (fibres posté-{ rieures seulement.. {	KFS = 12	toutes { les fibres {	KFS = 11
	AFS = 14		AFS = 15
Biceps............	KFS = 17 (	contract. un peu lente	KFS = 6,5
	AFS = 10 (		AFS = 6
Eminence thénar	KFS = 4		KFS = 3
—	AFS = 4		AFS = 5
Eminence hypothénar	KFS = 4		KFS = 4
—	AFS = 4		AFS = 4

MEMBRES INFÉRIEURS

	droit	gauche
Cuisse : Il n'existe de contraction ni à l'ouverture, ni à la fermeture des deux pôles......	— — — — —	— — — — —
Jambe : Péroniers..........	KFS = 20	KFS = 17
—	AFS = 17	AFS = 11
Fléchisseurs........	KFS = 14	KFS = 13 } contraction lente, persiste pendant tout le passage du courant.
—	AFS = 10	AFS = 10
Jumeaux........... {	KFS = AFS =	Point de contraction.

La paralysie des membres supérieurs s'améliore chaque jour, de telle sorte qu'au commencement du mois de février, la malade recouvre presque tous les mouvements du membre supérieur gauche ; cependant l'élévation du bras ne dépasse pas la ligne horizontale. A droite, les doigts conservent leur position antérieure ; flexion des doigts possible, extension impossible. Le poignet est libre, la pronation et la supination possibles, la flexion et l'extension de l'avant-bras sur le bras et les mouvements du bras sur l'épaule sont encore impossibles.

La malade se plaint des sensations alternatives de froid et de chaud dans les membres inférieurs.

10 février.— On remarque pour la première fois de l'œdème au niveau des malléoles et sur la face dorsale des pieds, surtout marqué à droite.

On soumet la malade à un nouvel examen électrique. Voici les modifications qu'on constate :

Membres supérieurs. A droite : le nerf *radial* est devenu légèrement excitable. La contractilité des muscles extenseurs de l'avant-bras a augmenté.

A gauche : l'amélioration porte également sur les extenseurs de l'avant-bras.

Quant aux membres inférieurs, il y a plutôt aggravation : ainsi le nerf obturateur et les muscles de la cuisse droite ont perdu leur légère contractilité.

12. — État stationnaire en ce qui concerne la paralysie des membres inférieurs. Retour d'une grande partie de la motilité dans les membres supérieurs. Toutefois l'élévation est encore impossible à droite ; à gauche, elle dépasse déjà la ligne horizontale. Les doigts de la main droite sont légèrement fléchis sur le métacarpe : l'extension de l'index commence à se faire. L'œdème persiste.

27. — L'amélioration continue au niveau des membres supérieurs. Pas de modifications dans les membres inférieurs : la malade ne peut remuer que les orteils du pied gauche. L'œdème persiste. L'état général est excellent.

9 mars. — Pas de modification notables. A droite : retour complet de la motilité dans l'extenseur propre de l'index. L'extenseur commun des doigts du même côté est encore paralysé, aussi sont-ils encore légèrement fléchis sur le métacarpe. La paralysie du deltoïde persiste.

I

Analyse et discussion de l'observation précédente

TABLEAU SYMPTOMATIQUE DE LA MALADIE

ÉVOLUTION DE LA MALADIE. — Il est facile de distinguer dans l'histoire de notre malade plusieurs périodes.

I. *Période prodromique.* — Elle est caractérisée par des symptômes généraux : abattement général, lassitude, inappétence, frissons violents suivis de sueurs. Nous n'avons pas de renseignements sur l'état de la température, mais nous sommes en droit, en présence des symptômes énumérés, de conclure à l'existence de la fièvre. Cette période dure huit jours.

II. *Période de début de la paralysie.* — Apparition brusque d'une paralysie qui porte sur les membres thoraciques, le cou et probablement les muscles intrinsèques de l'œil droit (trouble de la vue). Après deux jours d'arrêt, la paralysie envahit les membres pelviens, les fibres musculaires des intestins (constipation), de la vessie (rétention d'urine). Au bout de cinq jours, elle frappe aussi le sphincter anal (défécation involontaire). Après cette marche progressive et envahissante, la paralysie commence à rétrocéder, et, peu à peu, quitte, sans laisser aucune trace de son passage, les muscles du cou, des intestins, de la vessie, de l'œil droit et le sphincter anal. Au bout de quinze jours, la paralysie reste cantonnée aux muscles des quatre membres.

Chose intéressante à noter : pendant tout le temps qui s'est écoulé depuis le début de la paralysie jusqu'à sa fixation aux quatre membres, les phénomènes généraux, qui avaient marqué la période prodromique, persistent. On pourrait donc, au point de vue de l'état général, rapprocher les deux premières phases de la maladie et même les fondre en une seule sous le nom de période d'invasion. En résumé, ce qui caractérise la deuxième période et la distingue nettement de la phase suivante, c'est d'abord la tendance à l'envahissement de la paralysie et la courte durée de certains de ses phénomènes ; c'est ensuite la persistance des phénomènes généraux. Cette période a duré quinze jours.

III. *Période d'état.* — La paralysie reste localisée aux muscles des quatre membres. En même temps survient l'atrophie qui frappe surtout les muscles des membres supérieurs. Cette période dure à peu près trois mois et demi. L'état général est excellent pendant toute la durée de cette période.

IV. *Période de régression.* — Retour progressif des mouvements dans les membres supérieurs. Cette période dure encore.

Symptômes de la motilité. — Notre malade, comme on vient de le voir, a été atteinte d'une paralysie motrice, survenue brusquement au milieu des symptômes généraux qui avaient précédé son apparition. Après une période oscillatoire, pendant laquelle elle manifestait une tendance à la généralisation, la paralysie s'est cantonnée aux quatre membres. A cette paralysie s'est combinée une atrophie musculaire, surtout marquée au niveau des membres supérieurs. La paralysie est flasque : les muscles sont mous et les mouvements passifs s'exécutent sans rencontrer la moindre résistance. Au bout de quatre mois et demi, retour complet des mouvements aux membres supérieurs.

La paralysie s'est accompagnée de *modifications de la contractilité électrique.*

La contractilité faradique de certains nerfs et muscles a éprouvé une diminution plus ou moins considérable et a même disparu complètement en certains points, surtout au niveau des membres inférieurs.

La contractilité galvanique a également subi une diminution allant même jusqu'à la disparition complète dans certains groupes de muscles (cuisses, mollets). Elle offre, en outre, des modifications qualitatives, variables suivant la région examinée. Ainsi, en certains points, on n'observe qu'une atténuation dans la différence d'action des deux pôles (deltoïde droit, fléchisseurs de la main à droite) ; ailleurs, on trouve même une égalité d'action des deux pôles (Les extenseurs de la main, éminences thénar et hypothénar), accompagnée parfois d'un peu de lenteur des contractions (extenseurs de la main gauche). Enfin, on trouve dans certains groupes de muscles la réaction de dégénérescence complète (péroniers et fléchisseurs des orteils). Particularité intéressante à noter : l'extenseur propre de l'index droit ne répond pas à la fermeture du courant, mais il réagit à son ouverture.

RÉFLEXES. — Abolition complète du réflexe rotulien, absence des réflexes plantaire et abdominal.

TROUBLES TROPHIQUES. — Nous avons constaté chez notre malade de l'œdème au niveau des malléoles. Mentionnons encore la croissance exagérée des ongles et leur striation transversale.

SYMPTOMES DE LA SENSIBILITÉ. — Comme symptômes dans le domaine de la sensibilité, notre malade n'a présenté que des douleurs à la pression dans certains points du corps (au voisinage des articulations, aux lombes). Aucun trouble objectif de la sensibilité.

SPHINCTERS. — En dehors de la période du début, le jeu des sphincters était absolument normal.

TROUBLES VASO-MOTEURS. — La malade a éprouvé, pendant un certain temps, des sensations alternatives de froid et de chaud au niveau des extrémités inférieures, sensations tenant évidemment aux troubles vaso-moteurs.

En résumé, notre malade a été atteinte d'une paralysie à début brusque, suivie d'amyotrophie, avec intégrité de la sensibilité, d'une paralysie qui a subi une régression partielle. On peut donc, au point de vue purement clinique, définir cette affection : paralysie motrice amyotrophique aiguë à rétrocession.

A quelle maladie correspond ce syndrome clinique ? La maladie qui présente une évolution et une symptomatologie très analogue à celles de notre malade, est l'affection connue, depuis Duchenne (de Boulogne), sous le nom de paralysie spinale antérieure aiguë de l'adulte. Il nous faut donc comparer et rapprocher les symptômes observés chez notre malade de ceux que les auteurs assignent à cette dernière maladie. Commençons par l'étude de l'évolution de la paralysie spinale aiguë. Il n'est pas difficile de retrouver dans cette affection la même succession des étapes que nous avons déjà vue dans l'histoire de notre malade.

« La *période prodomique* est caractérisée par de la fièvre, et une fièvre quelquefois très violente, par des douleurs dans les lombes et dans les membres, par des fourmillements, par une sensation d'engourdissement dans les parties que va envahir la paralysie, par de la céphalalgie, par des symptômes gastriques, tels que des vomissements. Cette phase prodromique ne dure jamais longtemps, quelques heures, deux ou trois jours au plus (1). » Nous avons vu que chez notre malade la durée de la période prodromique a été de sept jours.

(1) Raymond, *Maladies du système nerveux, atrophies musculaires et maladies amyotrophiques*, 1889.

La *période du début de la paralysie* a une physionomie très variable. Voici, par exemple, comment a débuté la paralysie chez la malade dont l'histoire est relatée par Duchenne (de Boulogne) dans son *Traité de l'électrisation localisée* (obs. LXIX).

Une demoiselle âgée de vingt-deux ans, d'une bonne santé antérieure, se réveille au matin avec de la fièvre, un abattement général, de la difficulté à se mouvoir. Une heure après, elle est prise de douleurs très vives le long de la colonne vertébrale, surtout à la région du cou. Ces douleurs s'irradient dans les membres supérieurs et s'accompagnent de fourmillements dans les doigts ; en même temps *les quatre membres sont frappés de paralysie*. Au bout de quatre jours, la fièvre tombe, mais *la paralysie persiste partout*.

Ce mode de début diffère beaucoup de celui que nous avons observé chez notre malade. Ici la paralysie s'établit d'emblée, d'un seul coup, sur un territoire donné ; il n'existe pas de phénomènes paralytiques *provisoires* à tendance envahissante.

On pourrait donc croire que la malade de Duchenne n'ait pas traversé l'étape que nous avons signalée dans notre observation. Nous pensons cependant que cette période de l'invasion de la paralysie peut être décelée également dans le cas rapporté dans le *Traité de l'électrisation localisée.* Seulement elle ne s'est traduite que par un seul symptôme, mais d'une importance capitale : la fièvre qui a duré pendant quatre jours après l'apparition de la paralysie.

Franz Müller (1), se basant sur quarante-sept observations qu'il a recueillies dans son travail important sur la *Paralysie spinale atrophique aiguë de l'adulte,* affirme que la fièvre

(1) Franz Müller, *Die acute atrophische Spinallähmung der Erwachsenen.* Stuttgart, 1880.

est dans la période que nous examinons un phénomène constant ; dans les faits qui paraissent exceptionnels, elle a dû passer inaperçue ; on n'a pas pris de température, etc. Du reste, cet auteur ne distingue dans la marche de la maladie en question que deux phases : la phase d'invasion et d'établissement de la paralysie, et la phase de régression. La première phase comprend les deux périodes que nous avons établies plus haut ; la deuxième correspond à notre quatrième période de réparation. Cette division laisse donc de côté notre troisième période qui est celle d'état. Nous verrons plus loin que les faits ne justifient pas une division pareille en ce qui concerne la période d'état. Mais remarquons que la fusion des deux premières périodes en une seule est très conforme à la réalité, si l'on prend comme critérium les phénomènes généraux (fièvre, etc.).

Le mode de début de la paralysie n'est pas toujours analogue à celui que nous avons vu dans le cas de Duchenne. « Il est exceptionnel, dit Vulpian, de la voir atteindre son plus haut degré de développement en une demi-heure...; il est assez rare même de la trouver complète au bout de quelques heures. Le plus souvent, elle n'arrive à son summum qu'au bout de vingt-quatre heures ou de deux ou trois jours, parfois elle progresse pendant plus d'une semaine. Dans certains cas, elle offre des reprises ; apparaissant d'abord, par exemple, dans les membres inférieurs, elle gagne, après quelques jours d'arrêt, les membres supérieurs ou l'un d'eux, ou quelques muscles d'un des avant-bras ou d'une main, etc. (1). » Notre observation ne présente donc rien d'insolite en ce qui concerne la durée de cette période et la marche progressive de la paralysie. On trouve aussi signalées, quoique très rarement, des troubles passagers de la miction et de la déféca-

(1) Vulpian, *Maladies du système nerveux*, 1886, t. II, p. 349.

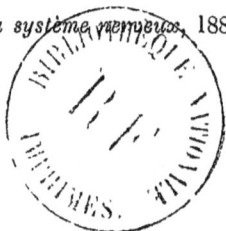

2

tion ; toutefois, chez notre malade, ces fonctions ont été touchées beaucoup plus profondément que dans les cas auxquels je fais allusion. Mais le trouble de la vue n'a pas encore été noté (1). La paralysie passagère du cou n'a pas été non plus observée. Ajoutons qu'on a noté également à cette période des troubles de la sensibilité (en dehors des douleurs qui sont communes au début de la paralysie).

Il nous a paru intéressant d'insister sur les symptômes de cette période, parce qu'ils nous montrent que la paralysie spinale aiguë, avant de devenir une affection localisée aux cornes antérieures de la moelle, affecte toutes les allures d'une maladie générale. M. Sauze a exprimé cette idée en termes un peu vagues : « A la première période, comme l'agent qui a impressionné la moelle n'a pas limité son influence aux cornes antérieures, on peut observer en même temps (que la paralysie) quelques troubles de sensibilité, de la paresse de la vessie et du rectum, rarement des eschares du sacrum, accidents ne prouvant qu'une diffusion initiale de la lésion, ne persistant que quelques jours et n'appartenant pas, en somme, à l'évolution de la maladie qui ne tarde pas à se localiser, surtout ses symptômes, dans la sphère des fonctions des cornes antérieures (2) »

La *période d'état* n'est pas nettement indiquée chez les auteurs qui se sont occupés de la question. Son existence est cependant indiscutable chez notre malade : elle se distingue. de la période précédente par l'absence des phénomènes géné-

---

(1) M. Charcot a vu, quelques jours après la production de la paralysie du début, se manifester, chez un malade (celui dont l'observation est relatée par Duchenne dans son *Traité*, etc., p. 439), une dyspnée intense qui parut menaçante pour la vie, mais qui se dissipa ensuite définitivement. Dans d'autres cas, on a noté des troubles de la digestion et de la parole.

(2) P. Sauze, *Étude clinique de la paralysie spinale aiguë de l'adulte* (Thèse de Paris, 1881, n° 238).

raux et par la localisation de la paralysie ; elle se distingue de la période de réparation par l'état stationnaire des phénomènes paralytiques. Notre cas présente-t-il une anomalie par son mode d'évolution ? On pourrait presque le croire en tenant compte de la description qu'en donnent certains neuropathologistes. « La paralysie apparaît, soit au bout de quelques heures, soit après un jour ou deux ; elle porte surtout sur les membres, rarement sur les sphincters..... Puis... survient, après un intervalle de quelques jours, la *période de régression*, dans laquelle la paralysie se localise aux muscles qui seront définitivements atteints.

» Cette seconde période est suivie d'une troisième, dite « d'atrophie », pendant laquelle s'opère la diminution de volume et la destruction des fibres musculaires restées paralysées (1). » Ce schéma nous paraît être trop absolu et ne pas s'appliquer à la plupart des faits. Ainsi, chez la malade de Duchenne, dont nous avons parlé plus haut, la paralysie est restée stationnaire pendant deux mois et demi ; de même dans l'observation de Hallopeau, dont nous parlerons plus loin à un autre point de vue, nous lisons : « la malade se trouve tout à coup dans l'impossibilité de remuer les membres.... L'impuissance motrice reste longtemps complète (2) »..... La malade de M. Gombault a été prise, à l'âge de soixante ans, « tout à coup de lourdeur et d'engourdissement des membres inférieurs, puis des bras ; en une demi-heure, l'affaiblissement avait fait de tels progrès qu'elle s'affaissait et demeurait à terre, incapable d'exécuter le moindre mouvement. On constata... une paralysie complète des membres, avec intégrité complète de la sensibilité cutanée; la vessie et le rectum avaient conservé leur fonctionnement.... Le mouvement ne

(1) P. Marie, *Leçons sur les maladies de la moelle*. Paris, 1892.
(2) Hallopeau, *Archives générales de méd.* (1872).

reparut, très incomplet d'ailleurs, *qu'au bout de deux années*, d'abord dans les mains, puis dans les membres inférieurs (1)... » En un mot, « le travail de restriction de la paralysie commence à s'effectuer à une époque souvent assez éloignée du début; il s'est écoulé souvent deux à trois mois et quelquefois cinq à six mois avant que le mouvement ait reparu dans un des points primitivement affectés (2). »

D'après M. Marie, l'atrophie survient après la période de restriction de la paralysie et démolit, pour ainsi dire, les muscles voués à l'*impuissance motrice définitive*. Chez notre malade, au contraire, le processus atrophique s'est établi de très bonne heure, au commencement de la période d'état, et a frappé, de préférence, les muscles qui plus tard ont recouvré leur motilité. Le schéma de M. Marie est donc de nouveau en défaut, du moins en ce qui concerne notre cas.

Il est plus conforme à la réalité de dire avec Vulpian que « l'atrophie qui avait pu commencer à se produire dans la plupart des muscles atteints au début, s'arrête dans ceux d'entre eux qui récupèrent leur action, et ces muscles, même sans traitement spécial, rien que par la gymnastique fonctionnelle, peuvent recouvrer en partie leur volume au bout d'un certain temps. Dans les muscles condamnés à rester paralysés beaucoup plus longtemps, sinon définitivement, l'atrophie se prononce graduellement de plus en plus (3). »

Période de régression. — Nous avons peu de chose à dire sur cette période. Sa durée est très variable. « Le retour de la motilité volontaire se marque d'abord dans les muscles qui n'ont présenté qu'une diminution quantitative de l'excitabilité électrique... La motilité revient en dernier lieu dans les

(1) Gombault, *Note sur un cas de paralysie spinale de l'adulte, suivi d'autopsie* (*Archives de phys. normale et pathol.*, 1873, p. 80).

(2) Vulpian, *loco cit.*

(3) *Ibidem.*

muscles qui ont présenté la forme grave de la réaction de dégénérescence. Il peut s'écouler deux mois et plus avant la complète restauration (1). » Notre observation confirme pleinement ces propositions. Quant à la terminaison de cette maladie, « la régression n'est absolument complète que dans de rares cas (Kussmaul, Salomon, Müller). »

Symptômes de la motilité. — La forme la plus fréquente de la paralysie est la paralysie des quatre membres.

Fr. Müller donne le tableau suivant de la distribution de la paralysie dans les quarante-sept cas de paralysie aiguë qu'il a rassemblés :

Dans	Dans
22 cas, paralysie des 4 membres.	1 cas, membre supérieur droit.
11 — paraplégie.	2 — membre supérieur gauche.
3 — paraplégie cervicale.	2 — membre inférieur droit.
3 — hémiplégie.	1 — membre inférieur gauche.
1 — paralysie croisée.	

« Cette paralysie est flasque, sans trace de contracture dans les muscles » (Raymond). « Les membres paralysés sont flasques, sans aucun phénomène spasmodique » (Grasset). Cependant M. Quincke, professeur à Münich, a récemment communiqué une observation sur un cas de paralysie spinale aiguë avec des phénomènes spasmodiques. En voici le résumé :

Il s'agit d'un jeune homme âgé de vingt-deux ans. L'affection débuta par une paralysie avec contracture du bras droit qui gagna plus tard le membre inférieur du même côté. Au bout de quelques semaines, les phénomènes paralytiques subissent une régression, il reste cependant de la faiblesse dans les extrémités atteintes. Des muscles, qui en général se prennent rarement, sont chez ce malade atrophiés, comme

(1) Grasset et Rauzier, *Traité des maladies du système nerveux*, 1894.

par exemple l'extenseur du fascia lata, le cubital antérieur et le cubital postérieur. Les muscles de l'épaule droite sont atrophiés, tandis que le grand dentelé est resté indemne. La maladie débuta par des douleurs dans la nuque et les membres, qui disparurent plus tard ainsi que les contractions (1).

La paralysie s'accompagne de modifications *de la contractilité électrique*. Elles sont absolument identiques à celles que nous avons notées chez notre malade.

Les *réflexes* sont toujours abolis.

L'*intégrité de la sensibilité* est un des caractères symptomatiques de la maladie. Toutefois, on trouve signalée dans quelques observations une diminution de la sensibilité (2). Mais ces faits « appartiennent à la myélite diffuse et non à la paralysie spinale aiguë (3). » Comme nous le verrons plus loin, ces faits doivent plutôt être rattachés à une névrite phériphérique concomitante. Nous avons déjà parlé des *douleurs* qui sont un symptôme presque constant du début de la maladie (35 fois sur 47 cas). Mais, à côté de ces douleurs prodromiques, il y a une autre espèce de douleurs ressenties par les malades quand la paralysie a atteint son maximum ; elles dépendent alors de l'atrophie dégénérative des muscles et se distinguent des premières en ce qu'elles sont mieux localisées dans les muscles, exagérées par la pression et les mouvements passifs.

Les *troubles trophiques* observés chez notre malade ne sont pas signalés par les auteurs au nombre des symptômes habituels de la maladie. Iis ont cependant été notés dans quelques cas. Tels sont les cas publiés par Friedrich Schultz (modification de la peau, des ongles, œdème des membres inférieurs paralysés) et MM. Proust et Comby. D'après

(1) *Münchener Mediziniche Wochenschrift*, 5 décembre 1895.
(2) Sauze, *loc. cit.*
(3) Grasset et Rauzier, *loc. cit.*

M. Séguin, l'œdème serait noté dans 9 pour 100 des cas publiés.

Les *troubles vasomoteurs* appartiennent aux symptômes habituels de la paralysie spinale aiguë de l'adulte.

De l'analyse comparative qui précède, il résulte que notre malade a reproduit les traits principaux de la paralysie spinale aiguë de l'adulte. Sommes-nous en droit de conclure que notre cas appartient réellement à cette maladie, qu'en d'autres termes il relève d'une lésion des cornes antérieures de la moelle ? Pouvons-nous poser un diagnostic anatomique certain chez notre malade ? Telle est la question que nous avons à nous poser maintenant.

Le chapitre suivant sera consacré à l'examen de ce problème difficile.

II

Poliomyélites et polynévrites

La maladie dont nous avons tracé le tableau symptomatique dans le chapitre précédent présente des analogies si étroites avec la paralysie spinale infantile que Duchenne (de Boulogne) n'hésita pas à considérer ces deux maladies comme une seule et même affection relevant d'une même lésion anatomique — de l'atrophie des cornes antérieures de la moelle. — Cette manière de voir fut adoptée par tous les neuropathologistes de son temps. « J'ai pour mon compte, disait Charcot dans une de ses leçons, été frappé plus d'une fois de la ressemblance remarquable qui rapproche cliniquement certaines paraplégies à début brusque, suivies d'atrophies musculaires, développées dans l'adolescence ou chez l'adulte, et la paralysie des jeunes enfants. » Et, pour établir « la réalité de l'existence de cette paralysie spinale de l'adulte comparable à la paralysie infantile spinale », il expose d'abord les traits principaux de l'observation de Duchenne, dont nous avons parlé plus haut, et raconte ensuite deux faits personnels qui « établissent, en raison de l'âge des sujets auxquels ils ont trait (dix-neuf ans et quinze ans et demi), une sorte de transition entre l'observation qui précède et celles qui appartiennent à la paralysie infantile proprement dite. » De même Vulpian, dans sa leçon consacrée à cette maladie, arrive à la conclusion suivante : « On voit que, d'une façon générale, la paralysie atrophique des adultes se traduit par un ensemble de symptômes tout à fait semblable à celui qui caractérise la poliomyélite antérieure aiguë de l'enfance. Duchenne (de Boulogne) était donc pleinement autorisé par les donnnées de la clinique à considérer ces affections comme identiques. »

Non seulement la paralysie « infantile » chez l'adulte a été rangée dans le groupe des poliomyélites, mais aussi la maladie que Duchenne a décrite, en 1853, sous le nom de paralysie générale spinale antérieure.

La paralysie ascendante aiguë, ou la maladie de Landry, a été également mise sous la dépendance d'une lésion des cornes antérieures de la moelle. Bref, c'était l'époque du règne sans partage de la théorie « médullaire » où « on attribuait presque la valeur d'un dogme à cette notion qu'une amyotrophie diffuse, frappant en masse un grand nombre de muscles à la fois, précédée par de la paralysie motrice, accompagnée d'un affaiblissement ou d'une abolition de l'excitabilité électrique des nerfs et des muscles, etc., ne pouvait dépendre que d'une altération de la substance grise des cornes antérieures. » (Raymond.)

A cette époque, le diagnostic nosologique et anatomique de la paralysie amyotrophique, observée chez notre malade, eût été on ne peut plus simple et catégorique. Mais, à cette époque a succédé une autre, celle des polynévrites. Des faits nombreux ont été publiés par Lancereaux, Desnos et Pierret,

Leyden, Francotte, etc , qui ont battu en brèche le dogme de la dépendance de toute paralysie amyotrophique d'une lésion médullaire.

Ces auteurs ont publié des cas de malades ayant présenté le syndrome clinique propre à la poliomyélite antérieure, à l'autopsie desquels l'examen microscopique n'a pu révéler aucune lésion de la moelle, mais a, par contre, mis en évidence des altérations manifestes des nerfs périphériques.

En présence de ces faits authentiques, une question s'est naturellement posée à l'esprit des observateurs ; tous les faits de paralysies amyotrophiques qu'on avait rattachés à la poliomyélite antérieure dépendent-ils réellement d'une lésion médullaire ? C'est Leyden qui, le premier, dans son mémoire « sur la poliomyélite et la névrite » « arbora le drapeau » de la nouvelle doctrine, dite « périphérique ». L'idée de Leyden était qu'indépendamment des cas de poliomyélite antérieure aiguë et subaiguë, il existe une autre catégorie de paralysies atrophiques, dont la symptomatologie offre la plus grande ressemblance avec celle de la poliomyélite, et qui est l'expression d'une névrite multiple aiguë, subaiguë ou chronique. Y a-t-il moyen, d'après les symptômes présentés par le malade, de distinguer la polynévrite de la poliomyélite ?

Les cas de polynévrites qui ont été publiés jusqu'ici doivent être divisés en deux catégories. La première catégorie contient des faits de paralysies amyotrophiques dont l'évolution et la symptomatologie sont absolument identiques à l'évolution et la symptomatologie des faits qui ont été décrits sous le nom de poliomyélites; c'est la catégorie des *polynévrites motrices*. Le diagnostic différentiel entre ces faits et ceux qu'on considère comme tributaires d'une lésion spinale est absolument impossible. A la seconde catégorie de polynévrites appartiennent les faits dont la symptomatologie se complique de troubles de la sensibilité, de l'intelligence, etc. Ces cas peuvent facilement être distingués.

Il est donc clair qu'un certain nombre de faits que l'on avait rattachés à la poliomyélite peuvent être tributaires d'une polynévrite motrice.

M. Déjérine est allé plus loin ; il a contesté l'origine centrale de tous les faits qu'on a coutume de faire dépendre d'une lésion centrale. Voici comment cet auteur justifie sa théorie « périphérique » exclusive :

« Les travaux de ces dernières années ont montré le rôle considérable joué par la névrite périphérique dans la pathologie nerveuse. La névropathologie moderne est entrée résolument dans la voie de la décentralisation, et cherche actuellement, dans les lésions d'ordre périphérique, l'explication de certaines affections, regardées pendant trop longtemps comme relevant d'altérations centrales de la moelle épinière. Les recherches faites dans ce sens ont été des plus fructueuses.

» Parmi les variétés d'atrophie musculaire que nous connaissons bien aujourd'hui chez l'adulte, il en est qui évoluent avec une symptomatologie plus ou moins analogue à celle de la paralysie infantile, et pour lesquelles Duchenne proposa le nom de paralysie spinale antérieure aiguë... Or, si la nature spinale de la paralysie infantile est aujourd'hui démontrée et certaine dans la grande majorité des cas, il n'en est pas de même pour la paralysie dite spinale aiguë de l'adulte, qui peut relever, purement et simplement, de la névrite périphérique... »

Après avoir exposé un cas de névrite périphérique constatée à l'examen anatomique et ayant présenté, au point de vue clinique, l'aspect classique de la paralysie spinale aiguë de l'adulte, l'auteur dit :

« Le cas actuel est donc un exemple remarquable de névrite motrice périphérique, ayant présenté la symptomatologie et l'évolution de la paralysie dite spinale aiguë de l'adulte, et, pour ma part, je crois que l'on s'est beaucoup trop pressé en

classant cette dernière affection dans le groupe des poliomyélites antérieures aiguës, en se basant sur l'analogie symptomatique qu'elle présente avec la paralysie infantile. Cette
dernière relève le plus souvent de la poliomyélite aiguë;
mais on ne peut en dire autant de la paralysie dite spinale
de l'adulte, dont la théorie n'a été étayée, jusqu'ici, que sur
une seule autopsie, due à M. Gombault. Or cette autopsie
est loin d'être un exemple démonstratif de la poliomyélite,
car ces lésions, dans ce cas, consistent exclusivement en une
pigmentation des cellules nerveuses, état qu'explique fort bien
l'âge de la malade (1). »

Avant d'aller plus loin, il est intéressant d'examiner jusqu'à quel point les « prétentions décentralisatrices » de M. Dé-
jerine sont fondées. La théorie médullaire ne s'étaie-t-elle
réellement que sur une seule autopsie dont la valeur démons-
trative est plus que douteuse?

Si nous nous reportons au *Traité des amyotrophies* si
complet de M. Raymond nous trouvons énumérées plusieurs
autopsies, mais leur bilan n'est pas plus favorable à la théorie médullaire de la paralysie spinale aiguë de l'adulte.
M. Raymond arrive, en effet, à cette conclusion découra-
ceante pour les partisans de la doctrine « centrale. » « En
somme, les faits qui composent l'histoire anatomo-pathologique de la poliomyélite antérieure aiguë se réduisent à peu de
chose. » L'auteur ajoute qu'il aurait été moins affirmatif sur
l'identité de nature de la paralysie spinale infantile et de la
paralysie aiguë de l'adulte, si l'histoire des formes subaiguë
et chronique de cette dernière ne fournissait pas de preuves
plus convaincantes à l'appui de cette identification.

MM. Block et Marinesco ont défendu la théorie de Du-

(1) *Sur la nature périphérique de certaines paralysies dites spinales
aiguës de l'adulte* (*Arch. de phys. normale et path.*, 1890, p. 248 et suiv.).

chenne et ont reproduit deux autopsies de poliomyélites d'une valeur incontestée. A ces deux faits nous en ajouterons un troisième que nous avons trouvé dans une revue. étrangère et qui ne paraît pas encore avoir été mis en valeur en France. Nous reproduirons aussi un fait appartenant à M. Hallopeau et qui semble avoir été oublié. Il présente pour nous un intérêt également au point de vue étiologique. Nous ferons l'énumération des faits qui plaident en faveur de l'origine médullaire de la paralysie spinale aiguë dans l'ordre chronologique de leur publication.

La première observation suivie d'autopsie est celle de Hallopeau (1).

La nommée Julie H...., âgée de vingt ans, entre, le 29 février 1870 à l'hôpital Lariboisière. Il y a dix-huit mois, à la suite d'une couche, la malade se trouve tout à coup dans l'impossibilité de remuer les membres.

Elle éprouve en même temps des douleurs qu'elle définit trop mal pour qu'on puisse en apprécier la nature.

L'impuissance motrice reste longtemps complète ; on est obligé de faire manger la malade ; peu à peu cependant, la motilité reparaît d'abord dans les bras, puis dans le membre inférieur gauche ; plus tard, le membre inférieur droit recouvre à son tour ses mouvements, mais la paralysie envahit de nouveau le membre inférieur gauche pour s'y localiser définitivement. Au moment où la malade entre à l'hôpital, tous les muscles de ce membre sont atrophiés, les extenseurs des orteils sont les seuls muscles qui se contractent sous l'influence de la volonté ; encore ne pouvait-elle imprimer aux orteils que de légers mouvements. La contractilité électrique est abolie dans les muscles paralysés ; la marche est impossible, même avec des béquilles.

(1) *Archives gén. de méd.*, 1872.

La sensibilité est conservée dans ses divers modes.

La malade éprouve constamment dans le membre affecté une douleur, d'intensité variable, généralement sourde.

Après un traitement par les bains sulfureux et les courants induits, il se produit une amélioration ; la malade parvient à marcher en s'aidant de béquilles ; elle se tient mieux sur la jambe gauche, où l'on ne peut cependant provoquer aucune contraction musculaire par l'électrisation. Au commencement d'octobre, elle contracte une fièvre typhoïde dont elle meurt dix jours après.

A l'autopsie : La pie-mère est injectée ; on ne voit rien d'anormal à la superficie de l'organe, non plus que sur les sections pratiquées dans la région cervicale et dans les deux tiers supérieurs de la région dorsale. Un peu au-dessus du renflement lombaire, on remarque une teinte sombre, brun foncé, de la corne antérieure gauche ; elle s'accentue davantage à mesure qu'on s'approche de la région lombaire ; au milieu du renflement, les deux cornes antérieures ont pris la même coloration brune ; elles paraissent comme diffluentes, leur aspect contraste avec celui qu'offre la substance grise dans les autres parties de la moelle.

L'examen miscroscopique n'a pas été pratiqué.

La seconde observation est celle de Gombault (1).

Il s'agissait d'une femme âgée de soixante-sept ans au moment de sa mort. A l'âge de soixante ans elle avait été atteinte d'une paralysie à début brusque portant sur les quatre membres, avec intégrité de la sensibilité cutanée. Puis la paralysie avait rétrocédé en partie. Trois heures et demie après le début, elle entra à la Salpêtrière, pouvant faire quelques pas dans la salle, à l'aide d'une canne.

(1) *Note sur un cas de paralysie spinale de l'adulte, suivi d'autopsie* (*Archives de phys. normale et pathol.*, 1873, p. 80).

L'état de la motilité continua à s'améliorer lentement. La dé-
formation resta bien manifeste au niveau des mains ; les muscles de l'éminence thénar avaient presque complètement disparu. La contractilité faradique avait disparu dans les muscles des mains ; elle était affaiblie dans les autres muscles.
La mort eut lieu par cancer du foie.

A l'autopsie on trouva une altération des cellules ganglionnaires des cornes antérieures. Quelques-unes contenaient, en
proportion variable, du pigment jaune, qui masquait plus ou
moins leur noyau ; leurs prolongements avaient disparu en partie ou en totalité, et la cellule était ainsi réduite à une petite
boule de matière jaune, enveloppée d'une épaisse membrane.
En certains points les cellules ganglionnaires avaient complètement disparu ; partout elles étaient diminuées de nombre,
même les cellules qui ne paraissaient pas altérées étaient diminuées de volume. Le processus atteignait sa plus grande
intensité dans la partie inférieure du segment cervical. Dans
le bulbe seul, le noyau de l'hypoglosse présentait quelques
cellules dégénérées.

Dans un certain nombre de racines antérieures, on décou-
vrait des fibres nerveuses dépouillées de leurs gaines de myéline et riches en noyaux ; intégrité complète des cornes et des
racines postérieures.

Leyden et Westphal, en Allemagne, ont mis en doute la
signification attribuée à ce fait. D'après Westphal, des altérations analogues s'observeraient à l'état normal sur les pré-
parations de moelles séniles.

La troisième observation a été publiée par Schulze (1).

Il s'agit d'un homme âgé de quarante-deux ans. Le 21 février,
au matin, il est pris de fièvre ; l'après-midi, l'avant-bras gau-

(1) *Beiträge zur Pathologie und pathologischen Anatomie des centralen
Nervensystems insbesondere des Rückenmarks* (*Arch. Virchow*, 1878, 7ᵉ f.,
3ᵉ partie, p. 443).

che est paralysé ; une heure après, c'est le tour de la jambe droite. Le lendemain, tous les membres sont paralysés. Pas de douleurs.

Température : màtin, 38° ; soir, 39°. Le 23, la paralysie reste complète. Le 24, le 25, le 26, la température oscille entre 38 et 39° ; on observe de plus quelques troubles vésicaux et la formation d'une eschare.

Dès le 27 (six jours après le début), la température redevient normale, la paralysie est encore généralisée, mais peu accentuée aux membres inférieurs. Les réflexes rotuliens sont abolis. M. Erb peut constater à ce moment la présence de la réaction de dégénérescence dans le jambier antérieur gauche.

Sept mois après (août), on constate une paralysie atrophique des muscles de la ceinture scapulaire gauche et du triceps brachial de ce côté, des muscles du dos, enfin, de tous les muscles inférieurs. Le membre supérieur droit est complètement indemne. Il existe de la réaction de dégénérescence dans les muscles des jambes, et de l'absence de contraction dans ceux des cuisses. Les réflexes tendineux sont abolis ; sensibilité intacte. Pas de troubles des sphincters, ni de décubitus.

Autopsie. -- *Macroscopiquement.* — Au niveau du renflement cervical, la corne antérieure gauche est plus petite que la droite, et est réduite d'un tiers de son volume. La substance grise est à cet endroit parsemée de points rougeâtres se distinguant du reste de la corne. Au niveau de la moitié du renflement lombaire, il existe un foyer tout à fait semblable siégeant dans les cornes antérieures de la substance grise. Les racines antérieures sont minces et grises dans ces deux régions. Il n'y a rien au bulbe ni dans l'encéphale.

Examen histologique. — Dans les parties visiblement atteintes, on constate sur les pièces fraîches des lésions de sclérose type. Sur les coupes (après durcissement), on voit :

à la région lombaire, une altération considérable des deux cornes antérieures. Les cellules ganglionnaires ont à peu près disparu sur toutes les coupes, ou sont très réduites de nombre. De même, les prolongements du cylinder-axis et les fibres nerveuses qui traversent la substance grise n'existent plus. Les cellules névrogliques sont plus abondantes et leurs prolongements sont épaissis. Il existe enfin des infiltrations nucléaires, et des altérations vasculaires au même niveau. La substance grise des cornes postérieures et la substance blanche sont intactes. Dans la région dorsale et dans la région cervicale, il existe des lésions analogues de la substance grise des cornes antérieures plus prononcées à gauche qu'à droite (1).

La quatrième observation est celle d'Eisenlohr. Les altération; constatées à l'autopsie sont trop discutables pour qu'il soit nécessaire de s'y arrêter.

La cinquième observation est celle de Rissler. Nous donnerons plus loin le résumé de cette observation.

Autopsie. — *Macroscopiquement.* — La moelle a une consistance et une apparence normale ; à la coupe, on note une coloration rouge intense des cornes au niveau du renflement lombaire.

Les cordons latéraux, depuis le renflement cervical jusque dans la région dorsale, ont une coloration grisâtre, et présentent de place en place de petites taches rouges.

Histologiquement. — Dégénérescence aiguë des cellules ganglionnaires des cornes antérieures. Celles-ci présentent un protoplasma à gros noyau dans un premier degré d'altération, puis on les voit claires, remplies de vacuoles, enfin visiblement atrophiées et réduites à des blocs granuleux amorphes et réfringents. Les parties avoisinantes sont relative-

(1) Voir : Block et Marinesco, *Poliomyélites et polynévrites. Nouvelle iconographie de la Salpêtrière,* 1890, p. 140-141.

ment peu lésées. Les espaces péri-vasculaires sont envahis par des leucocytes. Le réseau nerveux des cornes antérieures est altéré, ainsi que les tubes des cordons latéraux; on y remarque la fragmentation de la myéline et l'hypertrophie cylindre-axile.

Les mailles de la névroglie sont aussi infiltrées de leucocytes.

Ces dernières altérations paraissent n'être que secondaires et sont une conséquence de la réaction inflammatoire de la névroglie et des vaisseaux qui se développent à la suite de la destruction des cellules ganglionnaires (1).

La sixième observation est celle de Williamson (2).

Il s'agit d'un jeune homme âgé de vingt-deux ans. L'affection débuta par une paralysie du bras droit qui gagna plus tard le bras gauche. Puis, paralysie des membres inférieurs. Abolition du réflexe rotulien. Atrophie des membres paralysés. Intégrité de la sensibilité. Fonctionnement normal des sphincters. Au bout de cinq semaines, mort subite sans que l'autopsie ait pu en déceler la cause.

Autopsie. — Moelle. — Après durcissement, on constate sur toute la hauteur du névraxe, surtout au niveau des régions cervicale et lombaire, dans la substance grise des cornes antérieures, principalement dans leurs parties externes : un foyer d'infiltration de cellules rondes, dont la partie centrale est en voie de destruction. Au voisinage de cette agglomération cellulaire, on voit de nombreux capillaires, veines et petites artères fortement remplis, dont les espaces périvasculaires sont gorgés de cellules rondes. Absence complète de cellules ganglionnaires et de fibres nerveuses dans cette partie de la corne. Mais la partie centrale de la corne a encore conservé

(1) *Loco citato.*

(2) *The early changes in the spinal cord in acute anterior Poliomyelitis of the adult* (*Medical Chronicle,* septembre 1890).

des cellules ganglionnaires, dont les unes sont intactes et les autres ratatinées. La racine antérieure n'a conservé que des fibres nerveuses intactes, tandis que la racine postérieure a un aspect normal. On n'a pas trouvé de microorganismes.

Nerfs. — Les nerfs cubital et sciatique présentent quelques fibres dégénérées.

Pour compléter cette énumération, mentionnons encore deux malades de Leyden, à l'examen nécropsique desquels ont été trouvées des altérations analogues des cornes antérieures de la moelle.

Telles sont les preuves fournies par l'anatomie pathologique à l'appui de l'opinion de Duchenne et de Charcot.

La théorie exclusive de Déjérine est donc infirmée par « plus d'une autopsie. » A côté de ces preuves directes, il faut mettre des preuves indirectes fournies par l'histoire anatomo-pathologique de la paralysie subaiguë et chronique. MM. Dutil et Charcot, dans leur article sur un cas de paralysie spinale chronique suivie d'autopsie (*Progrès méd.*, 1894), énumèrent les observations de poliomyélites chroniques ayant reçu la confirmation nécropsique. Leur nombre serait de 11 dont 5 au moins ont une valeur incontestée.

Mais il n'en est pas moins vrai qu'il existe des faits confirmant l'opinion « dualiste » de Leyden qui admet, à côté des poliomyélites, les polynévrites motrices.

Mais l'École « centrale » exclusive n'a pas désarmé. Pour « discipliner » les faits rebelles à la théorie médullaire, Erb a imaginé une théorie ingénieuse. Il explique les cas de névrites périphériques par des troubles purement fonctionnels des centres trophiques de la moelle, qui ne se laisseraient point décéler à l'examen microscopique, mais qui engendreraient à la périphérie, dans les nerfs et les muscles, des altérations histologiques appréciables au microscopique. On le voit, c'est la vieille doctrine de Duchenne et Charcot, qui,

pour s'adapter aux nouvelles conditions, créées par la production de nouveaux faits, fait appel à la notion des lésions
insaisissables, par conséquent à l'hypothèse. Mais il y a encore plus, cette hypothèse ne tient pas compte des cas de
polynévrites de notre seconde catégorie, dans lequels il existe
des troubles très marqués de la sensibilité cutanée. C'est l'ob-
jection que fit à Erb Strümpel qui ne voit pas pourquoi il
serait difficile d'admettre que les nerfs périphériques peuvent être envahis par des altérations primitives, au même titre que les muscles, au même titre que beaucoup de faisceaux
systématiques de la moelle, au même titre qu'un tissu quelconque.

Mais l'opinion de Strümpel, Leyden, etc., se heurte à de
nombreuses difficultés ; à mesure que l'étude des polynévrites
avance, l'autonomie de ses lésions est de plus en plus mise en
doute. Nous trouvons un exposé très clair de ces difficultés
et des raisons qui militent en faveur de l'hypothèse d'Erb
dans un rapport sur les névrites périphériques présenté par
M. Marie au Congrès des médecins aliénistes et neurologistes
de 1894 (*Arch. de neur.*, 1894). Nous croyons utile d'en citer
quelques passages :

« Tout d'abord, au seul point de vue de la clinique, un certain nombre de faits donnent, sinon la preuve, du moins l'impression qu'on a affaire à une altération d'origine centrale.
Comment, en effet, dans l'hypothèse d'une origine périphérique, expliquer la *symétrie* à peu près constante et complète
aussi bien des troubles moteurs que des troubles sensitifs ;
comment expliquer aussi l'*incongruence de la localisation* de
ces différents troubles avec le trajet des troncs nerveux ?
Anesthésie par segments ; conservation de certains muscles
(long supinateur, etc.), alors que les autres muscles, innervés
par un même nerf, sont paralysés ; — résultats divers fournis
par l'électrisation sur les muscles appartenant à un territoire

nerveux unique. Enfin le fait que la paralysie atrophique de
la polynévrite ne présente en réalité aucun caractère différentiel par rapport à la paralysie atrophique consécutive à la poliomyélite est bien de nature à faire supposer que, toutes deux,
ont la même origine.

Quant à l'anatomie pathologique, s'il est vrai qu'elle nous
montre les lésions des nerfs périphériques comme ayant une
intensité toute particulière, il ne s'ensuit pas qu'elle permette
d'affirmer l'indemnité absolue des centres nerveux. En effet,
nous savons que, dans la polynévrite, le cerveau est souvent
atteint.

Nous connaissons aussi des cas dans lesquels ont été con-
statés des lésions du nerf optique qui est, en somme, une por-
tion de l'encéphale. Pour ce qui est de la moelle, qu'un certain nombre d'auteurs ont déclaré indemne, plus les travaux
se multiplient, plus les méthodes d'examen se perfectionnent,
plus aussi on trouve les cellules de la substance grise altérées ; à tel point que la tendance générale est aujourd'hui de
considérer les lésions de la moelle comme concomitantes à
celles des nerfs périphériques.

Quant à ce qui est des lésions des nerfs périphériques eux-
mêmes, quelque intenses qu'elles paraissent, elles ne présentent peut-être pas toute l'importance qu'on a voulu leur attribuer. En tout cas, on ne peut prétendre qu'elles soient pro-
portionnelles aux symptômes présentés par les malades. En
effet, il est de connaissance vulgaire aujourd'hui que dans
bien des cas de maladies graves, de cachexie d'origines
diverses, et même simplement chez les vieillards, on observe
des lésions des nerfs périphériques tout à fait analogues, aussi
bien comme aspect que comme intensité, à celles qui caracté-
riseraient la polynévrite, sans que cependant les malades aient
présenté aucun des troubles moteurs ou sensitifs propres à la
polynévrite.

D'après Babinsky, « il n'est peut-être pas une seule variété de névrite de cause intense, sauf la névrite lépreuse, dont on puisse affirmer qu'elle a une origine véritablement périphérique et qu'elle est absolument indépendante de toute modification du système nerveux central. »

La théorie « dualiste » a donc une valeur nosologique très contestable. Non seulement elle est incapable de nous donner une explication suffisante des polynévrites pures, mais elle ne tient pas compte d'un autre ordre de faits, sur lesquels Leyden a le premier attiré l'attention. J'entends les cas de sujets ayant été atteints d'une paralysie amyotrophique aiguë, et à l'autopsie desquels on a trouvé des lésions portant en même temps sur la moelle et les nerfs périphériques. Leyden expliquait ces faits mixtes en admettant une propagation de la lésion périphérique aux cornes antérieures de la moelle. La possibilité d'une lésion centrale consécutive à une altération des nerfs périphériques a été démontrée expérimentalement, entre autres, par M. Darkchewitsch (de Moscou). (*Arch. de neurologie*, 1893.)

Mais il n'existe pas de raisons pour ne pas admettre une propagation du processus morbide en sens contraire, c'est-à-dire du centre à la périphérie, et les considérations développées par M. Marie plaident plutôt en faveur de cette dernière hypothèse.

Quoi qu'il en soit, nous nous trouvons en présence de trois processus anatomiques, essentiellement différents, qui peuvent correspondre à une symptomatologie clinique identique. Ne sommes-nous pas en droit de conclure que *la lésion seule* est impuissante à expliquer la genèse des troubles morbides, leur évolution et leur terminaison ? L'explication doit plutôt être cherchée ailleurs, dans les causes qui engendrent la lésion. « Aujourd'hui, dit M. Grasset, ces considérations sur le siège précis des maladies ont bien moins d'importance qu'à l'époque où le règne de la lésion était absolu. Ainsi autrefois, quand nous ne pensions qu'anatomiquement, il était très important, pour l'appareil respiratoire par exemple, de dire : ceci est une pneumonie, ou une broncho-pneumonie, ou une bronchite, ou une pleurésie, car il y avait entre ces diverses affections une barrière infranchissable. Seuls quelques cliniciens attardés, presque tous montpelliérains, montraient qu'il n'y avait pas toujours entre ces groupes cliniques un antagonisme absolu, mais qu'il y avait, au contraire, tout un groupe d'affections bâtardes dans lesquelles on observait un mélange de congestion ou d'inflammation, qui pouvait comprendre à la fois de la bronchite, de la pleurésie, de la pneumonie, et qui comprenait ce qu'ils appelaient la fluxion de poitrine de nature catarrhale. Aujourd'hui, on tend à revenir à ces idées... et à donner moins d'importance à ce diagnostic anatomique qu'au diagnostic nosologique d'infection (1).

Mais le facteur étiologique seul est incapable de donner une solution complète aux divers problèmes soulevés par la clinique et l'anatomie pathologique. Pourquoi le même agent infectieux frappe-t-il tantôt les nerfs périphériques, tantôt la moelle épinière et tantôt le centre et la périphérie ensemble, tout en donnant lieu au même syndrome clinique ? M. Raymond, dans sa récente leçon sur la paralysie ascendante aiguë, indique la voie dans laquelle il faut chercher une synthèse capable de concilier la clinique avec l'anatomie pathologique.

Nous croyons intéressant de reproduire ici les conclusions auxquelles il arrive :

« Je crois, dit M. Raymond, qu'à une triple condition, il est possible d'arriver à une conception rationnelle de la pa-

(1) Grasset, *Deux cas de paralysie ascendante à rétrocession* (*Montpellier méd.*, 1894).

ralysie de Landry avec les poliomyélites et les polynévrites.
Il faut, pour cela, tenir compte de la notion étiologique ; il
faut aussi se dépouiller de certains préjugés qui ont cours en
matière de nosologie ; il faut, enfin, oser mettre à profit les
récentes découvertes qui ont révolutionné notre manière de
concevoir la structure fine des centres nerveux... » Les centres nerveux sont considérés aujourd'hui comme une agglomération, un enchevêtrement d'unités anatomiques, *les neurones* juxtaposés mais non continus. Chaque neurone comprend un corps, des prolongements courts ou dentrites et un
prolongement plus long, le prolongement cylindre-axile.

La longueur de ce dernier varie entre des limites très éten-
dues ; il peut aller de la moelle jusqu'aux parties les plus éloi-
gnées du corps... les parties constituantes essentielles des
nerfs périphériques ne sont que des émanations et des prolongements du corps des neurones... Il y a donc lieu de renoncer
à cette sorte d'opposition qu'on admettait jadis entre les cellules nerveuses et les fibres nerveuses : *cellule et fibre nerveuse ne font plus qu'un...*» On ne saurait, par conséquent,
« opposer la pathologie du prolongement cylindre-axile à la
pathologie du corps cellulaire, et de mettre dans cette opposition la rigueur, l'exclusivisme, j'allais dire l'étroitesse de
vue que reflètent les traités de pathologie. »

Les préjugés nosologiques dont parle Raymond, c'est l'abus
des entités morbides, c'est la tendance à conférer à de simples
syndromes une autonomie qui leur fait défaut, en leur impo-
sant des lignes de démarcation absolument arbitraires.

En envisageant, enfin, la question des rapports entre les
poliomyélites et les polynévrites au point de vue étiologique,
on arrive à cette conclusion, que toutes ces affections relè-
vent d'une étiologie similaire ; elles peuvent se développer
sous l'influence de causes très variées, mais presque toujours
ces causes se rattachent aux infections ou aux intoxications.

Si l'on prend en considération que les agents de l'infection ou de l'intoxication varient, d'un cas à l'autre, comme nature, comme durée, comme intensité et comme mode d'application, on comprend pourquoi l'expression clinique, le siège et la nature des lésions sont si variables dans les cas de paralysie ascendante aiguë, dans ceux de poliomyélite antérieure aiguë, dans ceux de polynévrite motrice. On se représente sans peine que différents agents toxiques ou infectieux, portant leurs atteintes sur un même organe, le neurone moteur périphérique, donnent lieu à des expressions cliniques qui, pour se fondre dans un même tableau d'ensemble, n'en différeront pas moins par certains traits et par l'évolution, suivant les qualités, la dose, la durée d'application du toxique ou de l'agent infectieux (1).

Les développements qui précèdent nous permettent donc de conclure qu'il est impossible de formuler un diagnostic anatomique exact pour notre malade. Nous avons vu, du reste, qu'un diagnostic pareil n'a pas toute l'importance qu'on lui avait jadis attribuée. Sommes-nous en mesure de poser un diagnostic étiologique ?

Nous tâcherons de répondre à cette question plus loin. Mais, préalablement, nous voulons dire quelques mots sur le pronostic réservé à notre malade. Il est favorable *quoad vitam*. Quant à sa paralysie, il est peu probable qu'elle disparaisse totalement. L'examen électrique nous a montré, en effet, que le deltoïde à droite et les muscles des cuisses et des mollets sont probablement voués à une paralysie définitive. Toutefois, le pronostic, tiré de l'état électrique du muscle, ne se confirme pas toujours. M. Hamond a publié trois observations où le tibial antérieur, l'extenseur propre du gros

---

(1) *La paralysie ascendante aiguë dans ses rapports avec la poliomyélite antérieure et la polynévrite*, par Raymond (*Presse méd.*, 15 janvier 1896).

orteil et les péroniers semblaient complètement inexcitables, et où cependant ils commencèrent à se contracter au bout de cinq à sept mois de galvanisation pour reprendre ensuite leurs fonctions (1).

III

Considérations étiologiques

Nous connaissons déjà la symptomatologie présentée par notre malade ; il nous reste à examiner son étiologie.

Hérédité. — Nous ne trouvons point d'affections similaires chez les parents de notre malade. Mais nous sommes, peut-être, en droit de soupçonner une tare *arthritique* dans sa famille. En effet, la mère avait été atteinte de rhumatisme articulaire et est morte probablement d'une asystolie cardiaque ; d'autre part, son frère a souffert d'une névralgie sciatique.

On ne trouve pas, chez les auteurs, de données précises relativement au rôle du facteur héréditaire dans la production de la paralysie spinale aiguë de l'adulte. Dans une seule observation de Meyer, plusieurs membres de la famille ont été atteints, et la mère d'une malade d'Herrmann était resté cinq ans hémiplégique. A ces deux faits signalés par les auteurs nous pouvons ajouter l'observation de W.-C. Krauss (2). La famille de sa malade était frappée d'une tare psychopathique.

Antécédents personnels. — Nous avons vu que notre malade ne présente pas d'antécédents pathologiques. A part la

(1) *The journal of nervous and mental diseases,* 1803 (*Anal. in Arch. d'élect. méd.,* 1893, p. 311).

(2) W.-C. Krauss, *Poliomyelitis acuta adultorum* (*Nervous and mental diseases,* nov. 1891).

rougeole qu'elle a eu dans l'enfance, elle n'a jamais été ma-
ade. Mais il n'en est pas de même de ses antécédents physio-
logiques. Il y a d'abord à noter trois accouchements dans l'es-
pace de six ans. Son dernier accouchement a eu lieu cinq
mois avant le début de sa maladie et il a été laborieux. En
outre, la malade allaitait son enfant. Nous pensons que la *puerpéralité* a joué un rôle considérable dans la production des
accidents spinaux. Est-ce à une infection latente due à la pé-
nétration des germes pathogènes au moment de son accouchement et *réveillée* sous l influence d'une fatigue et du froid
qu'il faut attribuer l'apparition de la poliomyélite? Faut-il
plutôt faire une large part dans la production des accidents
morbides à *l'auto-intoxication*, à une sécrétion vicieuse d'une
glande quelconque pendant la lactation, sécrétion que l'acti-
vité forcée des filtres organiques compensait jusqu'au jour où
cet équilibre instable a été rompu par un travail musculaire
exagéré, combiné à l'impression du froid? Ce sont des ques-
tions qui resteront encore longtemps sans ré ponse.

Ce que nous venons de dire de l'influence probable de la
puerpéralité sur le développement des accidents chez notre
malade, n'est qu'une hypothèse. Mais elle est rendue plausible
par les considérations suivantes.

Les développements que nous avons donnés dans les cha-
pitres précédents nous ont montré que seule l'idée d'une infection quelconque est capable de résoudre les problèmes cliniques
et anatomo-pathologiques divers soulevés par l'étude des polynévrites et des poliomyélites. Nous n'y reviendrons pas.

Disons seulement que la nature infectieuse de la paralysie
de Landry est actuellement admise par tout le monde.

Personne ne conteste non plus l'origine infectieuse de la
poliomyélite aiguë de l'enfance (1). Enfin le rôle de l'infection

(1) *A case of acute Poliomyelitis in a hen* (*Boston med. and surg. Journal*, 1895, p. 15).

dans la production des polynévrites n'est plus actuellement mis en doute.

Pour en finir avec les considérations générales, rappelons encore les conclusions auxquelles nous sommes arrivé par l'analyse de la marche de la paralysie spinale aiguë de l'adulte. Nous avons vu qu'avant de devenir une maladie localisée aux cornes antérieures de la moelle, elle affecte toutes les allures d'une maladie générale, que *la période d'état* est précédée d'une phase, plus ou moins longue, *d'invasion*, caractérisée par la dissémination de la paralysie s'effectuant au milieu des symptômes généraux.

Passons maintenant aux considérations particulières sur lesquelles nous nous appuyons en invoquant le rôle de la puerpéralité dans la genèse des phénomènes spinaux chez notre malade.

Depuis les travaux de Moëbius (1877), on admet un groupe particulier des polynévrites — les *polynévrites puerpérales*. Elles peuvent survenir, soit au cours de la grossesse, ce qui est fort rare, soit à la suite d'un accouchement. Leur symptomatologie diffère si peu de la poliomyélite antérieure aiguë que le diagnostic différentiel est souvent fort difficile (1). Nous sommes donc en droit, nous semble-t-il, de mettre en parallèle la *poliomyélite puerpérale*, observée chez notre malade, avec la *polynévrite puerpérale* qui a déjà acquis droit de cité dans la nosographie actuelle.

Il y a cependant un point, très important, qui différencie notre observation des cas décrits sous le nom de polynévrite puerpérale, c'est la date d'apparition de la paralysie. Elle survient, en général, dans les derniers cas, peu de jours après l'accouchement, et peut par conséquent être considérée comme

(1) Fuilant, *De la névrite puerpérale* (Thèse de Paris, 1891). — *Polynévrite consécutive à la grossesse et à l'accouchement* (*Lyon méd.*, n° 51, 1895).

une manifestation *immédiate de l'infection* ; dans notre cas, au contraire, elle n'a apparu que longtemps après l'accouchement, ce qui nous oblige à avoir recours à l'hypothèse d'infection latente ou d'auto-intoxication.

Cette différence nous ferait hésiter à comparer notre malade aux malades atteintes d'une névrite consécutive à l'accouchement, si notre cas était isolé, ce qui n'est pas. Nous avons pu, en effet, trouver deux cas analogues, qui ne laissent aucun doute sur le rôle de l'accouchement dans leur pathogénie. Ces cas ont été suivis d'autopsies qui ont donné des preuves incontestables de leur nature myélitique.

Le premier cas a été observé par Hallopeau. Nous l'avons reproduit à la page 28. La malade, comme nous l'avons vu, « se trouve, à *la suite d'une couche*, tout à coup dans l'impossibilité de remuer les membres. »

A l'autopsie, l'examen macroscopique a révélé une altération des cornes antérieures de la moelle. Il est donc impossible de ranger ce cas de paralysie amyotrophique aiguë consécutive à l'accouchement parmi les polynévrites puerpérales. C'est bien à une *poliomyélite puerpérale* que nous avons affaire dans ce cas.

Le second cas a été publié par Rissler. Il s'agit d'une femme de vingt et un ans, morte huit jours après le début de la maladie. A la suite d'un accouchement, elle est prise de fièvre vive avec céphalée et rachialgie pendant vingt-quatre heures. Le lendemain, elle est paralysée des membres inférieurs. En même temps la main droite se prend. Impossibilité de s'asseoir et de changer de position dans le lit. Aucun trouble de la sensibilité. Sphincters indemnes.

Nous avons rapporté les résultats de l'autopsie à la page 32. C'était donc encore un cas de poliomyélite puerpérale, confirmée par l'examen post mortem.

Ces fait sont peu nombreux. Mais il ne faut pas oublier,

d'une part, que les cas de paralysie spinale aiguë de l'adulte sont relativement rares, et, d'autre part, que le nombre de *femmes* atteintes par cette maladie est très restreint. Sur 47 cas, M. Franz Müller a trouvé 34 hommes et seulement 13 *femmes*.

Notre observation, jointe aux deux observations précédentes, nous permet donc d'établir un groupe de *poliomyélites puerpérales* analogue à celui de polynévrites puerpérales. Elle confirme ainsi l'idée «qu'il s'agit d'affections extrêmement voisines résultant de l'action, tantôt sur le système nerveux périphérique, tantôt sur le système nerveux central, d'un seul et même agent pathogène, virulent, infectieux ou toxique. » (Déjérine-Klumpke.)

Ajoutons qu'on a noté deux cas de paralysie spinale aiguë successive à la rougeole, un cas survenu à la suite d'une variole et un cas survenu au cours de la scarlatine.

L'origine infectieuse de la poliomyélite aiguë est confirmée également par la médecine expérimentale. MM. Gilbert et Lion ont constaté que le Bac. coli communis peut provoquer, chez le lapin, une affection de la moelle avec altération des cellules des cornes antérieures et atrophie progressive des éléments musculaires.

M. Vincent a produit, chez un lapin, par l'inoculation du bacille d'Eberth, une poliomyélite antérieure aiguë (*Arch. de m. exp.*, 1893).

RÉSUMÉ

Les considérations qui précèdent peuvent être résumées dans les propositions suivantes :

I. Notre malade a été atteinte d'une paralysie amyotrophique aiguë à rétrocession.

II. Le syndrome clinique réalisé par notre malade correspond probablement à une lésion des cornes antérieures de la moelle. Mais il peut aussi être dû à une altération des nerfs périphériques.

III. La lésion du neurone a pour cause probable l'état puerpéral.

IV. Le diagnostic de l'affection dont notre malade a été atteinte doit donc être formulé ainsi : paralysie amyotrophique aiguë d'origine puerpérale.

V. L'histoire clinique de notre malade confirme la théorie formulée par Klumpke-Déjérine, Grasset, Raymond, etc., d'après laquelle poliomyélites et polynévrites ne seraient que des localisations diverses d'une même maladie, produite par un seul et même agent pathogène, infectieux ou toxique.

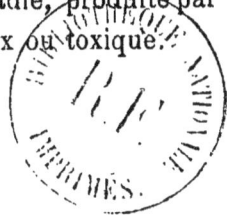

391

www.ingramcontent.com/pod-product-compliance
Lightning Source LLC
Chambersburg PA
CBHW071351200326
41520CB00013B/3177